ターを2016（平成28）年5月に開設しました。診断、治療にあたる医師が一堂に会して、一人ひとりの患者さんに関する合同カンファレンスを行い、最も有効で、安全で、かつ体にやさしい治療戦略を立てます。

ただし、当院では放射線治療はできないため、近隣の放射線治療施設と連携しています。外科は基本的には臓器別診療とし、高度な技術を身に付けるべく、日々精進しております。

また、がんになられた患者さんは非常に不安だと思います。少しでも早く治療が開始できるよう迅速に対応できることが、中規模病院としての当院の良さでもあります。手術に関していえば、初診から2週間以内に行うことを原則としています。

消化器疾患はがんだけでなく、胆石、肝炎、肝硬変、膵炎、胃・十二指腸潰瘍、逆流性食道炎、虫垂炎、炎症性腸疾患などのさまざまな良性疾患もあります。当院ではいずれの疾患に対しても専門医を配置し、診断から治療まで、患者さんの満足が得られる診療を展開しています。

この冊子では、その一部を紹介させていただきます。少しでも皆さまのお役に立てればと願っております。

2017年11月

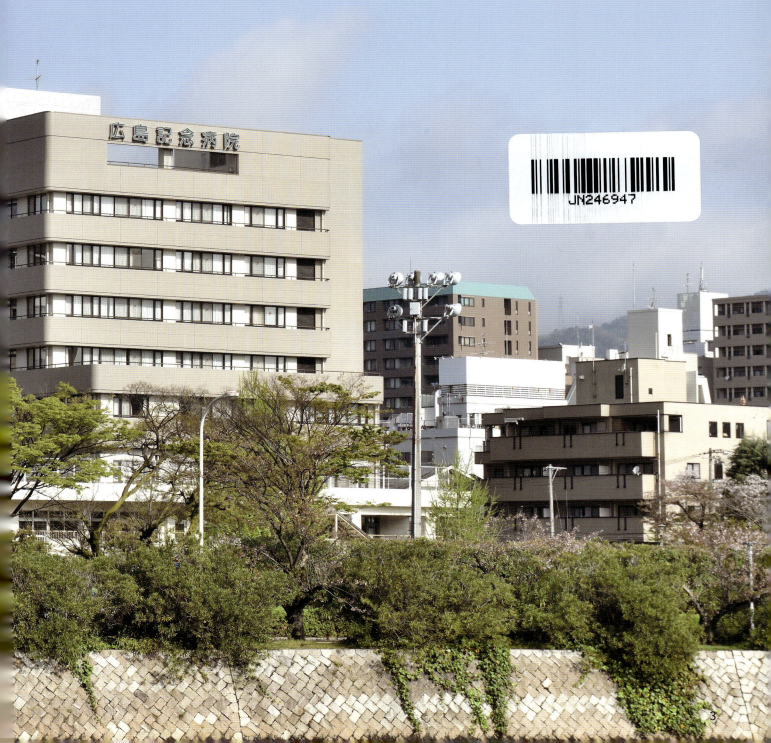

消化器疾患になったとき かかりたい病院

国家公務員共済組合連合会　広島記念病院

もくじ

病院長メッセージ
広島記念病院長　**宮本　勝也** ⋯⋯⋯⋯⋯⋯⋯⋯⋯⋯⋯⋯⋯⋯⋯⋯⋯⋯⋯⋯⋯⋯⋯⋯⋯⋯ 2

特集 クローズアップ　胃・大腸がんの体にやさしい治療　　5

早期胃がんを切らずに治すESD
[内科] 内視鏡室医長　**田村　忠正** ⋯⋯⋯⋯⋯⋯⋯⋯⋯⋯⋯⋯⋯⋯⋯⋯⋯⋯⋯⋯⋯⋯⋯ 6

患者さんにやさしい、大腸がんの腹腔鏡手術
[外科] 病院長　**宮本　勝也** ⋯⋯⋯⋯⋯⋯⋯⋯⋯⋯⋯⋯⋯⋯⋯⋯⋯⋯⋯⋯⋯⋯⋯⋯⋯⋯ 10

Q&Aでわかる 広島記念病院 治療最前線　消化器の病気（良性・悪性）　　13

Q1 苦しくない内視鏡検査を受けたいのですが？
[内科] 副院長　**隅井　雅晴**　[内科] 内視鏡室医長　**田村　忠正** ⋯⋯⋯⋯⋯⋯⋯⋯⋯ 14

Q2 食道がんの手術は大手術と聞きましたが、どんな方法でするのですか？
[外科] 病院長　**宮本　勝也** ⋯⋯⋯⋯⋯⋯⋯⋯⋯⋯⋯⋯⋯⋯⋯⋯⋯⋯⋯⋯⋯⋯⋯⋯⋯ 16

Q3 胃の機能を温存する手術って、どんな手術ですか？
[外科] 消化器センター長　**二宮　基樹**　[外科] 医員　**豊田　和宏** ⋯⋯⋯⋯⋯⋯⋯⋯ 18

Q4 「ピロリ菌」の検査・治療を受けたいのですが、どうすればよいですか？
[内科] 内科医長　**城戸　聡一郎** ⋯⋯⋯⋯⋯⋯⋯⋯⋯⋯⋯⋯⋯⋯⋯⋯⋯⋯⋯⋯⋯⋯⋯ 20

Q5 大腸がんの内視鏡治療はどこまでできるのですか？
[内科] 消化器科医長　**木村　茂** ⋯⋯⋯⋯⋯⋯⋯⋯⋯⋯⋯⋯⋯⋯⋯⋯⋯⋯⋯⋯⋯⋯⋯ 21

Q6 直腸がんだと、人工肛門になりますか？
[外科] 内視鏡外科医長　**小林　弘典** ⋯⋯⋯⋯⋯⋯⋯⋯⋯⋯⋯⋯⋯⋯⋯⋯⋯⋯⋯⋯⋯ 22

Q7 C型慢性肝炎（B型慢性肝炎）といわれていますが、何に気をつければよいでしょうか？
[内科] 肝臓内科医長　**阿座上　隆広** ⋯⋯⋯⋯⋯⋯⋯⋯⋯⋯⋯⋯⋯⋯⋯⋯⋯⋯⋯⋯⋯ 24

Q8 膵がんは予後が悪いといわれますが、どんな病気ですか？
[外科] 肝胆膵外科医長　**橋本　泰司**　[内科] 膵・胆道科医長　**江口　紀章** ⋯⋯⋯⋯⋯ 26

Q9 胃がん・大腸がんの抗がん剤治療はよく効いて、副作用も少なくなっていると聞いたのですが？
[外科] 診療部長 外科医長　**坂下　吉弘**　[外科] 内視鏡外科医長　**小林　弘典** ⋯⋯⋯ 28

Q10 外来で行う抗がん剤治療は、どんな流れでするのですか？
[外科] 診療部長 外科医長　**坂下　吉弘** ⋯⋯⋯⋯⋯⋯⋯⋯⋯⋯⋯⋯⋯⋯⋯⋯⋯⋯⋯ 29

Q11 がん緩和治療では、どんなことをするのですか？
[外科] 診療部長 外科医長　**坂下　吉弘** ⋯⋯⋯⋯⋯⋯⋯⋯⋯⋯⋯⋯⋯⋯⋯⋯⋯⋯⋯ 30

Q12 炎症性腸疾患が疑われると言われました。どんな病気ですか？
[内科] 副院長　**隅井　雅晴** ⋯⋯⋯⋯⋯⋯⋯⋯⋯⋯⋯⋯⋯⋯⋯⋯⋯⋯⋯⋯⋯⋯⋯⋯ 32

Q13 胆のうに石があると言われていますが、どうすればよいでしょうか？
[内科] 膵・胆道科医長　**江口　紀章**　[内科] 総合診療科医長　**山本　隆一** ⋯⋯⋯⋯⋯ 34

Q14 腹腔鏡下胆のう摘出術はどんな手術で、入院期間はどれくらいですか？
[外科] 肝胆膵外科医長　**橋本　泰司**　[外科] リハビリテーション科医長　**横山　雄二郎** ⋯⋯ 35

Q15 傷の目立たない手術はあるのですか？
[外科] 病院長　**宮本　勝也**　[外科] 診療部長 外科医長　**坂下　吉弘** ⋯⋯⋯⋯⋯⋯ 36

住み慣れた場所で 安心して暮らすために　　38

4

特集

クローズアップ

胃・大腸がんの
体にやさしい治療

早期胃がんを切らずに治すESD

[内科]
内視鏡室医長
田村 忠正
たむら ただまさ

胃がんの標準治療が手術療法（現在は腹腔鏡下手術も増加している）であることは昔も今も変わらない。しかし、近年、内視鏡治療がめざましく進歩し、多くの早期胃がんに対しては、内科医による内視鏡での治療が可能となっている。

早期がんの新しい治療法として注目

　胃がんは通常、粘膜から発生し、徐々に深部に広がっていく。胃がんは深さ（深達度）によって早期がんと進行がんに分けられ、胃の内側の粘膜下層までにとどまっているものを早期がんという。早期がんの中でも、がんが粘膜内にとどまっているものを粘膜内がんといい、この場合、リンパ節転移の可能性はほとんどない。粘膜内がんは、内視鏡治療のよい適応となる。

　内視鏡治療は、開腹手術に比べて入院日数が短く、また患者さんへの負担も軽くてすむため、回復が早く、従来の外科治療に代わる早期がんの新しい治療法として注目されている。

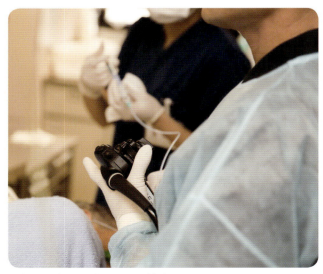

写真1　同院では早期にESDに着手した

ESD誕生から約20年

　内視鏡治療の代表がESD（内視鏡的粘膜下層はく離術：endoscopic submucosal dissection、図）だ。内視鏡の先端からさまざまな電気メスを出し、がんの下の粘膜下層を少しずつ削っていくものである。

　ESDが登場する以前は、金属の輪（スネア）を病変部に引っ掛けて切除するEMR（内視鏡的粘膜切開術：endoscopic mucosal resection）がよく行われていた。しかし、切除できるサイズや部位に制約があったため、より大きな病変を一括で確実に切除する方法として開発されたのがESDである。

　ESDは1998年に開発され、その後各種電気メス、新しい高周波装置、新しい局注液などが次々に開発され急速に普及し、2002～2003年ごろから全国の先端施設で取り組まれるようになった。

　同院では、2004年に田村忠正内視鏡室医長がESD第1例目を行った。その前年に長野県の佐久総合病院（現・佐久医療センター）で行われたESDのライブデモンストレーションセミナーに参加。佐久総合病院はESDの先進施設であり、全国や世界から多くの内視鏡医や内視鏡技師が集まっていた。さらに、東京都・築地の国立がんセンター（現・国立がん研究センター）へも見学に行き、広島県内の中では早い時期にESDに取り組んだ（写真1）。以来、これまでに500例以上実施している。

特集｜クローズアップ　胃・大腸がんの体にやさしい治療

手術適応の基準
原則として、リンパ節転移の可能性が極めて低く、腫瘍が一括切除できる大きさと部位にあること。分化型、粘膜内、潰瘍なしであれば大きさを問わない。分化型、粘膜内、潰瘍があれば、3cm以下。未分化型は、粘膜内、潰瘍なし、2cm以下であれば症例によっては適応とする。

実績・成績
平成28年度胃がん167例 うち内視鏡治療83例（ESD78例・EMR5例）、腹腔鏡下手術34例、開腹手術50例

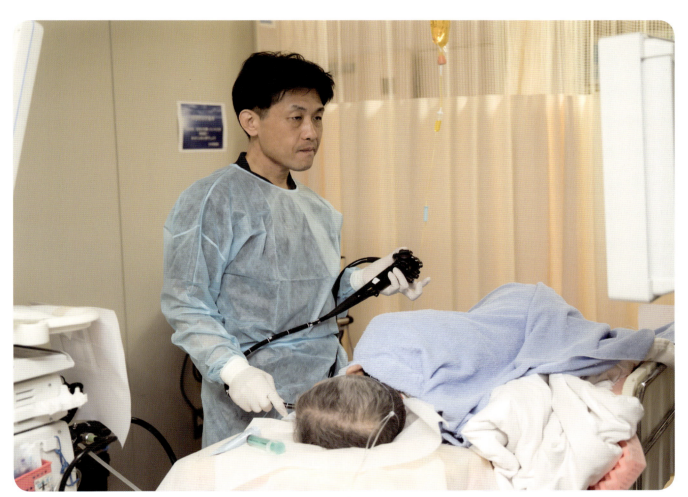

写真2　「必ず自分の目で患者さんの状態をチェックします」と田村内視鏡室医長

何よりも大事な術前検査

「ESDで最も大切なのは、診断です」と、田村医長。ESDは、通常の内視鏡検査を確実に行える技術と経験を持つ医師が施行すべきであるのは言うまでもないが、技術と並んで不可欠なのが、がんを見落とさない「目」である。

胃がんは、10人に1人は多発するといわれる。「胃がんが1個見つかったら、ほかにも胃がんがあると考えて、絶対に見落としがないよう、入念に検査します。がんのある場所と範囲を確実に見極

め、どうすれば取り残すことなく切除できるかを判断する。これが何よりも大事です」

紹介患者であっても、治療の前に必ず自分の目（内視鏡）でチェックする（写真2）。治療中に新たながんが見つかると、治療時間が延び、患者さんへの負担も大きい。それは避けたい。NBI（Narrow Band Imaging）といわれる画像強調観察などの最新の特殊検査を使い、的確な術前診断を行って、「とにかくがんを見逃さない」ことを心がけている。

胃癌治療ガイドラインによれば、ESD治療に最も適した病変は「2cm以内の潰瘍を伴わない粘膜内病変」になる。しかし、その条件に必ずしも一致しない場合でも「適応拡大病変」であればESDを行える。

同院では基本的にガイドラインに準じた上で、実際にESDの治療が可能かどうか、病変の大きさ、深さ、部位、組織型（がんのタイプ）、患者

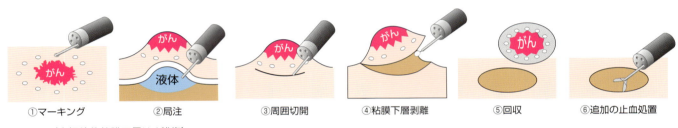

図　ESD（内視鏡的粘膜下層はく離術）

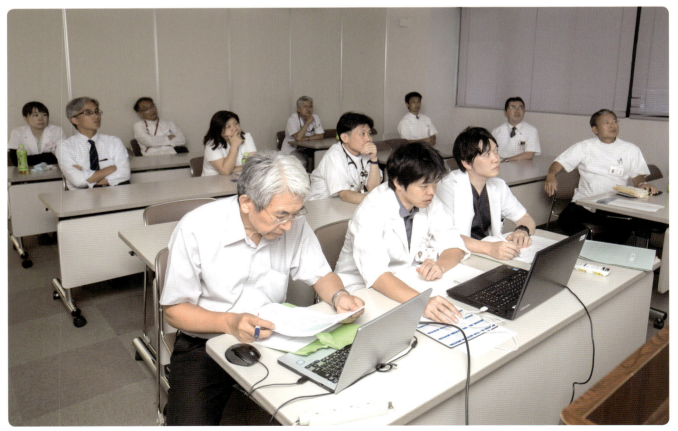

写真3　内科・外科による合同カンファレンス

特集｜クローズアップ　胃・大腸がんの体にやさしい治療

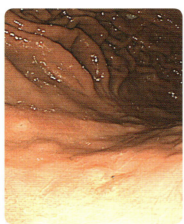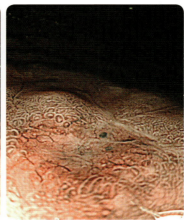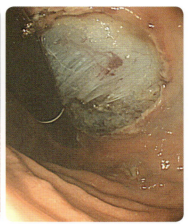

写真4　左、中：腫瘍部分（NBI画像）、右：切除後の創部

さんの年齢や全身状態などから判断していく。また、ESDか外科手術か、適応の判断が難しいケースは、内科と外科の合同カンファレンス（写真3）で検討して判断する。

担当医が最初から最後まで

ESDの治療時間は、基本的には30〜40分程度。事前の検査で大体予想はできるが、病変サイズや部位、硬さなどによっては、3時間程度かかることもある。

主な合併症としては出血と穿孔（穴があくこと）があり、一定の確率で起こりうる。しかし、現在は、生体内での吸収・排出が速いことが知られている炭酸ガス（CO_2）を胃の中に送り込むため、万一、胃に穴があいても、それほど大事に至ることはない。良い治療薬があり、炭酸ガス、専用の電気メスなど機器も改善され、合併症が起こっても内科的に対処できる。同院では、合併症により緊急外科手術へ移行した例はない。

早期がんは、がんの深さが粘膜内か、粘膜下層か、最終的には切ってみなければ分からない。ESDで治療して、がんが予想外に深ければ、その後、外科手術するケースもないわけではない。

しかし、「まず内視鏡治療を」と望む患者さんは多い。患者さんにとっては、内視鏡治療は侵襲が少なく、術後の苦痛が強くないのが大きな魅力のようだ。

ESDでの入院は、現在10日。今後は、昨今の医療情勢に合わせて短くすることを検討している。

「当院では、最初の外来から内視鏡検査、ESD治療まで、担当医が責任を持って診ます。ESDは、今や決して特別な治療ではなくなってきていますが、命を預かる責任を常に意識し、一人ひとりの患者さんに真剣に向き合っています」

一言メモ

胃がんにならないために

ピロリ菌の保菌者は、若い人では減っていますが、若い人ほど検査を受けてください。ピロリ菌を保菌していると必ず胃がんになるわけではありませんが、ピロリ菌の関与していない胃がんはまれです。ピロリ菌に長くさらされることで遺伝子に傷が付き、がん細胞が出現します。だから、若いうちに除菌治療することが大事なのです。高齢になっての除菌治療はがん予防の意味からは効果が薄く、また、除菌治療後も安心せず、定期的に検査を受けてください。

患者さんにやさしい、大腸がんの腹腔鏡手術

[外科]
病院長
宮本 勝也
(みやもと かつなり)

大腸がんは、高齢化や食習慣の欧米化などにより、患者数が増加し続けている(図1)。そんな大腸がんの治療は、かつてはお腹(なか)を切る「開腹手術」だったが、現在は腹腔鏡という高性能カメラでお腹の中を見ながら行う、新しい手術治療「腹腔鏡手術」が広く行われている。

開腹から腹腔鏡へ

広島記念病院では、1998年より外科にて腹腔鏡手術を導入している。胆石などに対しての腹腔鏡下胆のう摘出術から始まり、現在では大腸がんに対する標準手術となっている(写真1)。

大腸がんに対する腹腔鏡手術は日本では約15年前から始まり、初期のころはステージ0／Iの早期大腸がんが適応だった。その後、安全性や低侵襲性を検証し、再発も少ないことが認められ、進行がんにも適応が広げられた。

同院でも100例以上のデータを検証し、徐々に適応を広げ、現在の適応基準になった。「腸閉塞ではない、高度の癒着がない、腫瘍(しゅよう)(がん)が巨大でない、他臓器に浸潤していない」症例を、大腸がんの腹腔鏡手術の適応基準としている。消化器外科・内視鏡外科を専門とする宮本勝也病院長の説明では、これは国内で先進的に腹腔鏡手術に取り組んでいる施設と大体同じである。

進行がんにも適応

実際の腹腔鏡手術(図2)は、開腹手術と同じ全身麻酔下で行う。まず腹腔内に炭酸ガスを入れて膨らませ、お腹に開けた数か所の穴からカメラ(腹腔鏡)や電気メス、鉗子(かんし)を挿入する。カメラでお腹の中の様子をモニターに映し出し、オペレーターの医師がモニター画面を見ながら機器を操作し、大腸や周囲のリンパ節の切除を行う。

最近行われたJCOG0404試験では、腹腔鏡手術の開腹手術に対する非劣性は示せなかったが、ほぼ同等の成績であり、「実際に患者さんへのメリットはあると思われる」(宮本病院長)。そのため、腹腔鏡手術はステージⅡ／Ⅲの大腸がん(進行がん)に対する重要な選択肢の1つと考えられ、同院でもこれまで同様、積極的に取り組んでいる。

メリットは数多い

腹腔鏡手術の一番のメリットは、患者さんへの侵襲が少ないこと。開腹手術と比べて小さな創で済むため(写真2)、術後の痛みが少なく、手術翌日から歩ける。術後の腸管運動の回復がスムーズで早期に食事がとれ、退院も社会復帰も早い。

さらに、医師の側から言えば、高性能カメラで写した拡大した鮮明な画像を見ながら行うため、直腸がんの深いところなど、裸眼では見えにくかった部位や細かい血管・神経まで見ることができる(拡大視効果、写真3)。直腸は、周囲に神経がたくさんある。その神経をどうやってきちんと残すか、非常に繊細な手術操作が必要だが、そうしたことも腹腔鏡によって可能になり、安全性も高くなるなど、メリットは少なくない。

特集｜クローズアップ　胃・大腸がんの体にやさしい治療

手術適応の基準
大腸がんの腹腔鏡手術への適応基準は、腸閉塞ではない、高度の癒着がない、腫瘍（がん）が巨大でない、他臓器に浸潤していない症例。

実績・成績
平成28年度大腸がん345例 うち内視鏡治療198例、腹腔鏡手術135例、開腹手術12例

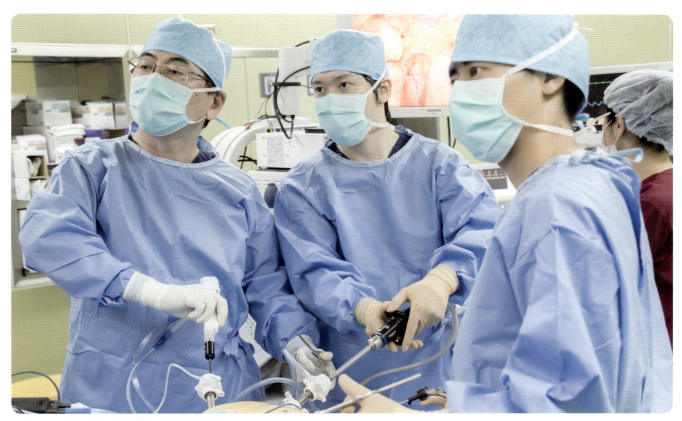

写真1　腹腔鏡手術の様子（左が宮本病院長）

「オペレーターだけでなく、その場の全員が同じ画面を見られ、しかも何回でも繰り返し見られることは、正確性、安全性などで優れるだけでなく、教育的な意味も大きいのです」と、宮本病院長。

草創期から取り組む

「デメリットは、腹腔鏡手術を始めた当初は、手術時間がかかったことです。現在は開腹手術より30分ほど長いか、長くても1時間多くかかる程度です」と宮本病院長は言う。そうした時間短縮ができているのも、宮本病院長が国内でも草創期から腹腔鏡に取り組み、トレーニングを積み、多くの手術経験を重ねてきたからである。

腹腔鏡の操作は高度な技術が必要で、不慣れな術者が行うと合併症などのおそれもある。宮本病院長がこれまでに経験した大腸がんの腹腔鏡手術

特集｜クローズアップ　胃・大腸がんの体にやさしい治療

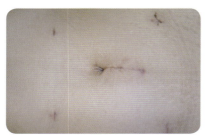

写真2　開腹手術よりも低侵襲な腹腔鏡手術の創部

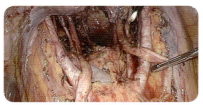

写真3　拡大視効果により温存された骨盤内の組織

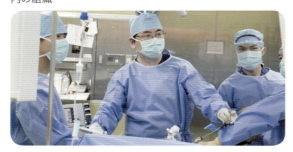

写真4　同院では腹腔鏡手術に積極的に取り組んでいる

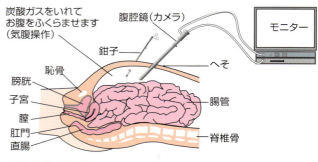

図1　大腸がんの原因

図2　腹腔鏡手術

症例は800例以上。出血などで腹腔鏡手術から開腹術へ移行した例は、初めのころに何例かあった程度で、現在はほぼない。手術適応の正確な判断と、出血などのコントロール技術が上達したこと、豊富な経験から危ないポイントや回避できるポイントが把握できていることなどが大きい。

大腸がんの90％以上が腹腔鏡手術

同院で行われる大腸がんの手術は、年間およそ150例。その90％以上を腹腔鏡下で行っている。

2016年、高度医療を提供するために「消化器センター」を立ち上げ、外科医を臓器別に専門化し、各領域のスペシャリストの育成に努めている。

また、内科と外科の合同カンファレンスも増やし、チーム医療をより強化し、患者さんに対して根治性と安全性と低侵襲性に最も優れた治療を提供するために、内視鏡治療や腹腔鏡による手術に積極的に取り組んでいる。

一言メモ

大腸がんにならないために

大腸がんは生活習慣病の一種だと思ってください。大腸がんの危険因子としては、運動不足、野菜の不足、動物性脂肪の取りすぎ、たばこの吸いすぎやアルコールの飲みすぎ、肥満などが挙げられます。適度な運動と肥満の予防は、特に重要です。欧米型の脂肪の多い食事を避け、食物繊維の多い食事と適度な運動を心がけてください。運動は、大腸がんにならないためだけでなく、再発予防にも有効だという報告もあります。

Q&Aでわかる
広島記念病院
治療最前線

消化器の病気
（良性・悪性）

Q1 苦しくない内視鏡検査を受けたいのですが？

［内科］
副院長
隅井 雅晴
（すみい まさはる）

［内科］
内視鏡室医長
田村 忠正
（たむら ただまさ）

Q 胃カメラは苦しくて、苦手なのですが？

A　胃内視鏡検査（胃カメラ）とは、先端に高性能カメラ（CCD）がついた細い管を口や鼻から挿入し、食道・胃・十二指腸を観察する検査です（写真1）。

　胃内視鏡検査を楽に受ける方法は、管の径が細く、オエッとなりにくい経鼻胃内視鏡検査（鼻からの胃カメラ）を使う方法と、鎮静剤を使用して、ウトウト眠っている間に検査が終わってしまう方法の2つがあります。

　最近の内視鏡は10年前に比べると随分細くなっており、経口の場合は直径1cm程度、経鼻では6mm程度です（写真2）。経鼻胃内視鏡の画質もよくなってきていますが、通常の経口の内視鏡の方が太い分、よりくわしく見ることができます。

　当院は、病気の診断・治療に重点を置く医療機関であるため、現時点ではより鮮明に見ることができる経口の内視鏡を使い、経鼻胃内視鏡は導入していません。苦しくないように挿入することも重要ですが、何よりも最優先しているのは「病気を発見し、治療すること」です。

Q 鎮静剤は誰にでも使えますか？

A　極力、患者さんの意向に沿うようにしますが、鎮静剤を使うことで、血圧が下がったり、呼吸が止まることもないわけではありません。あまりにも高齢の人、高度な貧血の人、血圧や心肺機能に問題があるような人は、希望されても医師の判断で鎮静剤を使わないことがあります。鎮静剤を使用する際には呼吸管理などの全身状態のモニタリングが必要になるため、鎮静剤

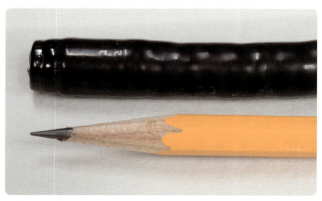
写真2　経鼻内視鏡。6mmと細い

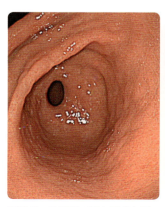
写真3　内視鏡で見た正常な胃

Q&Aでわかる 広島記念病院 治療最前線　**消化器の病気（良性・悪性）**

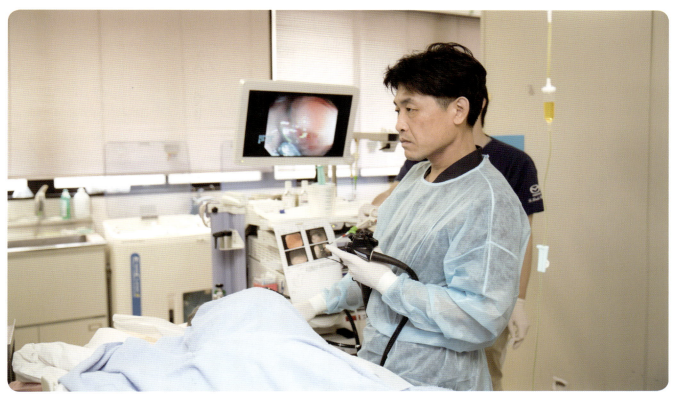

写真1　内視鏡検査の様子

を使用できるのは経験が豊富で、熟練した技術を持つ医師に限られます。

　鎮静剤は、長期の飲酒習慣がある人や、服用している薬、体質、体重によっては、効きにくい傾向があります。また、鎮静剤で苦痛を減らすことはできてもゼロにはできないので、鎮静剤を使ったとしても内視鏡を挿入できない人も中にはいます。

Q 鎮静剤を使うことのメリットは？

A　患者さんによっては、ほぼ眠っているうちに検査が済んでいることも多く、検査する医師もきちんと詳細に観察を行うことができます。検査時間は10分程度。病気が見つかった場合は、詳しく見るために15〜30分かかることもあります。

　当院では、鎮静剤を使用した場合、検査後、回復室で1〜2時間安静にして休んでもらい、その後、医師の説明を聞いて帰宅していただきます。当日は鎮静剤の影響が少し残る可能性があるため、原則として車の運転や自転車に乗ることはできません。内視鏡検査後、すぐに帰宅することができないので、時間に余裕のない人には使えないことが、逆にデメリットと言えます。

Q 検査当日に注意することは？

A　検査当日は、朝食を取らず、胃を空にした状態で来院してください。飲み物は白湯などならば、飲んでも大丈夫です。

　内視鏡検査は、基本的にはかかりつけ医からの紹介によって行い、事前の予約が必要です。血を吐いた、黒い便が出ている、胃がんの可能性が非常に高い、異物を誤飲したなど緊急性があれば、来院した当日に検査をします。緊急時も、朝の食事はしないで来院していただくことがベストです。

　食道がん、胃がんは日本人の多くがかかり、命を落としている病気です。胃内視鏡検査は以前に比べて随分楽に受けられるようになっています。受けたことのない人はぜひ一度受け、受けたことのある人も一度きりで終わらず、定期的に受けてください。

Q2 食道がんの手術は大手術と聞きましたが、どんな方法でするのですか？

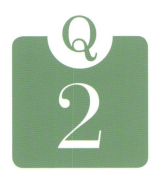

[外科]
病院長
宮本 勝也
（みやもと かつなり）

Q 食道がんの手術って、どんなものですか？

A 食道は、消化管の一部で、咽頭と胃の間をつないでいます。食道がんの手術は、首、胸、お腹の3か所を切って、がんを含め食道を切除し、同時にリンパ節を含む周囲の組織を切除します（図）。そして胃を首まで持ち上げて残った食道とつなぎ合わせる大きな手術になります。

当院では、患者さんへのダメージを少しでも減らすために、ほとんどすべて胸腔鏡と腹腔鏡を使った手術をしています（写真1、2）。これは、先端に小型カメラを装着した機械（胸腔鏡・腹腔鏡）を通して映し出されたビデオモニターの拡大画像を見ながら手術を行う方法です。従来の胸やお腹を大きく切る開胸・開腹手術と比べて、手術の傷が小さく、手術の後の痛みが少なく、早く退院できるのが特徴です。

胸の中で高度な癒着がある場合は開胸手術となります。また、食道を切除した後に大腸を使って新しく食道をつくる再建術が必要なケースもあるため、胃がん手術を経験されている方などは開腹手術を選択する場合もあります。

手術の時間は、朝から夕方までなど、平均7〜8時間かかります。平均の入院日数は、術後20日程度です。

Q 具体的にはどんな手術法ですか？

A 手術の方法は、施設や術者によってさまざまです。当院は、患者さんの体の左側を下にし、右側を上にする側臥位のポジションを基本としています。万一、トラブルが起きても対応しやすく、すぐに開胸手術に移行できるポジションだからです。

また、当院では、胸腔鏡手術では必ず小開胸を併用し、肋骨と肋骨の間の皮膚を小さく（5〜6cm）切開して、そこから助手用の手術道具を出し入れします。これは、安全に手術するために視野を確保することが目的で、患者さんの侵襲にはほとんど影響のない小さな範囲の切開です。

腹部では、右胃大網動脈という重要な血管を保

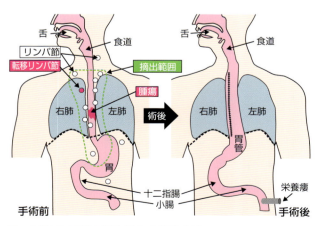

図　食道がん手術の術前（左）と術後（右）

Q&Aでわかる 広島記念病院 治療最前線　消化器の病気（良性・悪性）

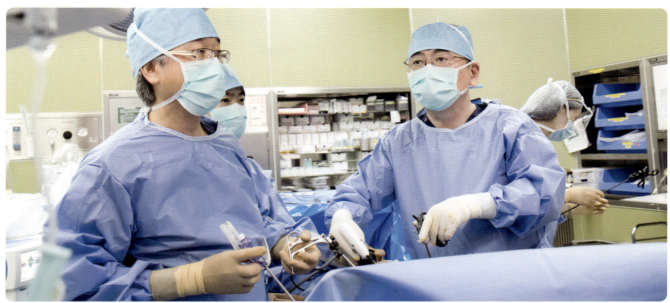

写真1
食道がん手術の様子
（右が宮本病院長）

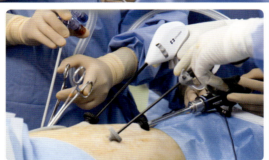

写真2　より負担の少ない手術方法を選択している

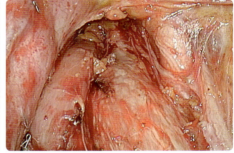

写真3　温存された右反回神経

護するために、術者の左手を腹腔内に直接入れて手術するのも、1つの特徴です。患者さんにやさしく、しかも安全第一で、がんを確実に切除できる方法を選択して、手術に臨んでいます。

 胸腔鏡・腹腔鏡による手術のメリットは？

A　患者さんへのダメージだけでなく、術後の合併症のリスクも減っています（写真3）。食道がん手術の合併症には肺炎、縫合不全（つなぎ目のほころび）、肝・腎・心臓障害などがあります。中でも一番怖く、起こしやすいのが、肺炎です。胸腔鏡・腹腔鏡による手術は、傷が小さく、術後の痛みも軽いため、咳や痰を出しやすく、そのため肺炎を起こしにくくなります。術後、早く動けることも、合併症予防につながっています。

また、手術部位が広範囲で患者さんに与えるストレスが大きい食道がん手術では、合併症につながる炎症性サイトカインの産生が多いとされていますが、それを抑えるためにステロイドを投与するなど、合併症の予防には最大限の努力をしています。

以前は、食道がん手術は術後必ず人工呼吸管理をしなければならないほど大変で、手術死亡率（手術後1か月以内に死亡する割合）も10％程度でした。それが、胸腔鏡・腹腔鏡による手術ができるようになり、ステロイドをはじめ、術中・術後管理が発達し、安全性が向上して、今では2％程度に軽減されています。

最近は、ある程度進行した食道がん（ステージⅡ／Ⅲ）の患者さんに、手術の前に抗がん剤治療を2コース行い、がんを小さくしてから手術する方法で行っています。

Q3 胃の機能を温存する手術って、どんな手術ですか?

[外科]
消化器センター長
二宮 基樹(にのみや もとき)

[外科]
医員
豊田 和宏(とよた かずひろ)

Q 胃の機能温存とは、どういうことですか?

A 胃の機能には、大きく分けて2つあります。胃の上部の食べ物を胃の中へ受け入れる貯留機能と、下部の食べ物を撹拌(かくはん)して十二指腸へ送り出す蠕動(ぜんどう)機能です。早期がんの場合、それらをできるだけ温存して、併せて胃の周りの神経（迷走神経）を残すのが胃の機能温存手術です。機能温存手術の利点としては、ダンピング症候群が少ない、手術後の体重回復に優れる、残胃炎や逆流性食道炎が少ない、胆石ができにくいといったデータがあります。

Q 機能温存手術にはどんなものがありますか?

A 胃の上の方にできたがんについて、胃の上の方だけを切除して、下の方約3分の2を残し、食道と胃を結ぶ「噴門側胃切除術(図1)」と、胃中部にあるがんに対して、胃の上の方と下の方を一部残して、真ん中を切除してつなぐ「幽門保存胃切除術(図2)」の2つが代表的な胃の機能温存手術です。

噴門側胃切除術は、術後の逆流性食道炎や縫合不全が多く、あまり行われなくなっていきました。それらを解決したのが観音開き法(図3)を代表とする最近の手術です。根治性に問題がなく、逆流性食道炎を防ぎ、吻合も安全で、胃を大きく残し、神経も残す手術が完成しました。

また、幽門保存胃切除術は、それまでの手術では犠牲にされていた幽門を温存し、貯留機能、撹拌・蠕動機能を温存する、身体にやさしい機能温存手術です。これら2つは、当院の得意とする機能温存手術です。

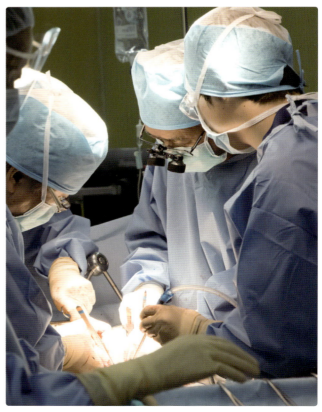

写真1　胃がん手術の様子

Q&Aでわかる 広島記念病院 治療最前線　消化器の病気（良性・悪性）

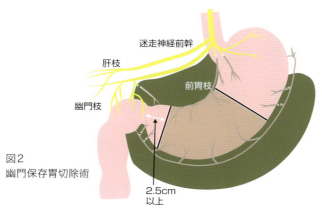

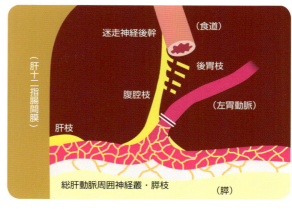

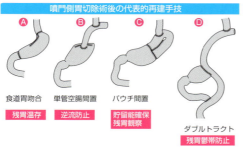

図1　噴門側胃切除術後の代表的再建手技

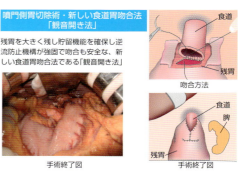

図3　噴門側胃切除術の新しい食道胃吻合法である「観音開き法」

Q 機能温存手術ができる条件は？

A　機能温存手術の適応はリンパ節転移のない早期がんに限られます。

また、食道に近い胃の上部にがんがあれば噴門側胃切除術が、胃の真ん中あたりにあれば幽門保存胃切除術が可能となります。

Q 胃がん治療は、以前と随分変わりましたね？

A　胃がん手術は、1990年ごろまではがんの根治性に専念する傾向がありました。1990年前後から治療成績のよい早期がんに対して縮小手術の方向へ傾き、その後、機能温存手術が登場しました。21世紀になると腹腔鏡手術の技術が高まり、2002年に保険診療で認められました。腹腔鏡手術は、2014年には日常臨床の1つの手段として日本胃癌学会の胃癌治療ガイドラインで認められ、早期胃がんとリンパ節転移のない筋層までのがんに認められています。現在は腹腔鏡手術が急速に広まり、開腹手術は全国的に減ってきています。

私（二宮）が最初に機能温存手術を行ったのは1993年で、以来ほぼ四半世紀にわたり、この分野でリーダーシップをとってきた1人と自負しています。当初は根治度を落とさず機能温存できるかが最大のテーマでしたが、他の術式に比べて成績が劣ることはないと判断でき、機能温存手術に踏み出しました。

当院では、早い段階の粘膜内がんであれば、内科医によって内視鏡治療で処置できます。それができない早期がんに対しては腹腔鏡による機能温存手術を選択し、進行がんに対しては根治性を重要視して開腹手術で対応します。また、現在は抗がん剤治療も非常に発達しています。日本が世界をリードしてきた標準手術をしっかり継承し、ガイドラインに準じて、安全性が確かめられた範囲での治療を選択しています。

胃がんは、基本的に症状が出ませんから、検診を受けることが大切です。早い段階で見つかれば、胃がんは決して怖い病気ではありません。

Q4 「ピロリ菌」の検査・治療を受けたいのですが、どうすればよいですか？

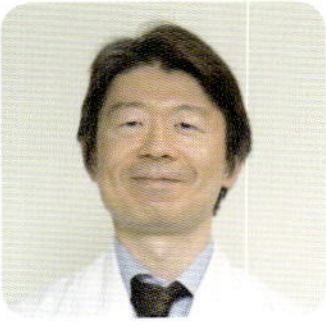

[内科]
内科医長
城戸 聡一郎(きど そういちろう)

Q ピロリ菌とは、どんなものですか？

A ピロリ菌はグラム陰性桿菌に属する細菌で、胃の粘膜に棲みつき、胃がん、胃潰瘍、十二指腸潰瘍、胃MALTリンパ腫などをつくる菌です（図1）。日本人の約半数が感染しているといわれ、年齢が上がるほど感染率は高く、逆に10代では数％まで減っています。ほとんどの胃がんはピロリ菌感染症によることが明らかになってきたため、ピロリ菌の感染率の減少とともに胃がんも少なくなり、いずれは希少疾患になるかもしれません。

Q 内視鏡検査で「異常がない」と言われたら、ピロリ菌の検査はしなくていいのですか？

A 「異常がない」のが、単にがんや潰瘍がないという意味か、ピロリ菌に感染していないという意味かで違います。経験豊富な専門医であれば、胃内視鏡検査（胃カメラ）でピロリ菌感染の有無まで判断します。ピロリ菌を保菌している方は全て除菌の保険適用です。ただし保険上は胃内視鏡検査を前もって実施することが必要です。

ピロリ菌の検査には、胃内視鏡を使用する検査と使用しない検査があります（図2）。胃内視鏡検査では、肉眼で胃の表面の萎縮などを確認するほか、内視鏡で胃の組織を採取し、ピロリ菌が持つ酵素を確認する迅速ウレアーゼテスト、培養法、顕微鏡で観察する鏡検法があります。内視鏡を使用しない検査には、尿中や血中の抗ピロリ菌抗体測定、尿素呼気テスト、便中の抗原測定があります。

保険診療が可能な二次除菌までで、90％以上の確率で除菌が成功します。除菌後は、胃がん発生率は約3分の1になります。除菌をしても胃がんのリスクが全くなくなるわけではないので、毎年一回は胃内視鏡検査を受けることが大切です。

H.pyloriの起こす疾患

胃潰瘍　十二指腸潰瘍　胃がん 胃MALTリンパ腫
特発性血小板減少性紫斑病 蕁麻疹　鉄欠乏性貧血 頭痛　動脈硬化

図1　ピロリ菌の起こす疾患

ピロリ菌の検査

内視鏡を使用する	内視鏡を使用しない
迅速ウレアーゼテスト 鏡検法 培養法	抗体測定（効果判定不向き） 尿素呼気テスト 便中抗原

図2　ピロリ菌の検査方法

Q&Aでわかる 広島記念病院 治療最前線　消化器の病気（良性・悪性）

Q5 大腸がんの内視鏡治療はどこまでできるのですか？

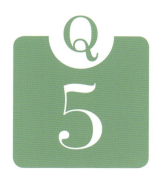

［内科］
消化器科医長
木村　茂
（きむらしげる）

Q 内視鏡治療はどの段階の病変までできますか？

　内視鏡は、先端に小型カメラとライトが付いていて、画像をモニターに映し出す器具です。腸管を下剤で洗浄し、内視鏡を肛門から入れて大腸内部を観察し検査をすすめます。また、病変があった場合は、病変の診断をし、切除の適応があれば腫瘍（しゅよう）を切り取ることも可能です。　内視鏡治療は、体への負担が比較的軽く、痛みも感じず、入院期間が短く済むなどのメリットがあります。内視鏡治療の条件としては、病変を切除して治癒できるものであること、技術的に切除が可能な病変であることがあげられます。

　治癒できる病変としては、大腸腺腫あるいは大腸粘膜内がん、すなわち一番浅いタイプの上皮内がん（ステージ０）が内視鏡治療の適応となります（図２）。粘膜下層まで入り込んでいても（ステージⅠ）、粘膜と粘膜下層の境界から1000μm（1mm）までの浸潤で、リンパ節転移の可能性がきわめて少なければ、内視鏡治療の適応とされます（図１）。1000μmを超えると、一般には手術が考慮されます。

Q 内視鏡治療にはどんな方法がありますか？

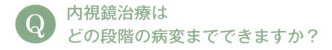

　内視鏡の技術の問題になり、腫瘍の形や

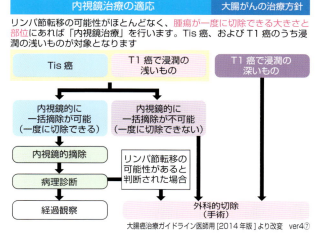

図１　内視鏡治療の適応

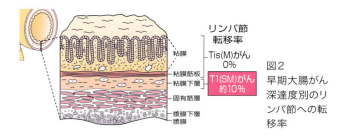

図２　早期大腸がん深達度別のリンパ節への転移率

大きさなどによって、大きく２つの方法があります。
　一般的によく行われているのは、針金状の輪（スネア）を引っ掛けて巻いて、通電して腫瘍を切除するEMR（内視鏡的粘膜切除術）という方法です。おおむね２cm程度の病変までは一括切除が可能であり、多くの場合、この方法で切除されます。大きさが２cmを越え、一括切除された方が望ましい腫瘍では、EMRでは一括切除が困難と考えられた場合、腫瘍を電気メスではぎ取るESD（内視鏡的粘膜下層剥離術）という方法が用いられます（保険適応上は２〜５cmまで）。ESDは広島県内でも10数施設程度と限られた施設でしか行っていませんが、当院では大腸のESDも行っています。ESDは、約20年前に胃で初めて行われましたが、大腸は胃に比べ壁が薄く、穿孔（せんこう）のリスクが高いとされ、専門性の高い手技と認識されています。

Q6 直腸がんだと、人工肛門になりますか？

[外科]
内視鏡外科医長
小林 弘典（こばやし ひろのり）

Q 人工肛門を作らなくても済む方法があるのですか？

A 手術すると人工肛門をつけて不便な生活を強いられるというイメージが強い直腸がんですが、肛門の筋肉を部分的に残す新しい手術法が普及し、手術後の生活を考え、患者さん自身の肛門を残す選択が広がっています。

人工肛門には一時的な人工肛門と永久的な人工肛門があります。一時的な人工肛門の場合であれば、いずれ人工肛門を元に戻し、本来の肛門から排便ができるようになりますが、永久的な人工肛門を作った場合、人工肛門を元に戻すことはできません。

一般的に、永久的な人工肛門を作る必要があるのは肛門を切除しなければならない場合です。しかし、近年、手術の進歩により、以前は肛門を残すことが難しく人工肛門を作る必要があった場合でも、肛門の温存が可能となりました。

Q 肛門温存とは、どんな手術ですか？

A 肛門を閉める筋肉（括約筋）には、内肛門括約筋と外肛門括約筋と呼ばれる内側と外側の筋肉があり、それぞれ役割が違います。

外肛門括約筋だけでも、ある程度の機能を維持して日常生活を送れることや、がんに対する安全性も分かってきたため、増えているのが、外肛門括約筋を残し内肛門括約筋のみを切除する手術＝ISR（intersphincteric resection、内肛門括約筋切除術）です（図）。直腸に近い内肛門括約筋だけをがんとともに切り取り、外側の外肛門括約筋は残して、肛門の機能を維持します。早期の直腸がんだけでなく、ある程度進行して筋肉の層の深さに

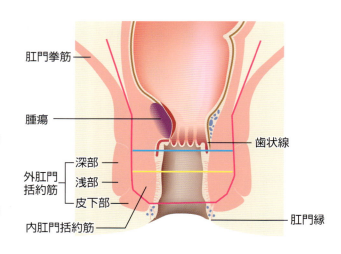

図 ISR（内肛門括約筋切除術）。
切除する部位により、Partial ISR（青線）、Subtotal ISR（黄線）、Total ISR（赤線）と呼び方が異なる

Q&Aでわかる 広島記念病院 治療最前線　**消化器の病気（良性・悪性）**

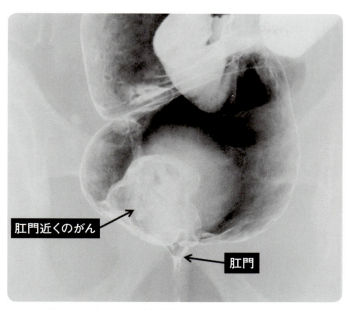
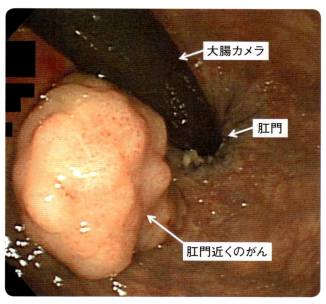

写真　肛門近くのがん。大腸内視鏡検査の画像（右）と、注腸造影（左）

まで入った段階でも適用できる場合があります。この手術をすると、もともとの肛門の機能よりある程度機能が落ちることがありますが、以前は肛門が残せなかった患者さんでも自分の肛門を残せる場合があります。

Q　がん再発のリスクが心配ですが

A　肛門の機能を残すことでがんが再発することなど、がんの根治性を損なうようなことがあっては意味がありません。永久的な人工肛門が必要かどうか関係してくるのは肛門近くの、いわゆる下部直腸がんと呼ばれる場所のがんです（写真）。当院では下部直腸がんに関しては根治性を損なわず、なるべく肛門を温存することを目指しています。

ISRが適応可能かどうかは、手術の前に内視鏡、CT、MRIなどで判断し、さらに高齢になると筋肉の機能が衰えてくるため、一定の年齢以上の患者さんにはISRを勧めないこともあります。

直腸がんが肛門まで及んでいなければ、基本的には肛門を残せる場合が多いです。他の治療に比べて再発率が高くないことも分かってきていま

す。直腸がんが肛門まで及んでいる場合でも、がんの範囲が浅いところまで（最低でも内肛門括約筋より内側）であれば、ISRは可能です。しかし、がんが深くまで入り込んでいると、肛門を残すことは難しく、永久的な人工肛門が必要となります。

ISRは、肛門をまるごと切除する手術に比べると、複雑で細かく高度な手技を必要としますが、患者さんの将来的な生活の質を考慮した究極の肛門温存といわれています。

Q　がんが広がっている場合、肛門を残す方法はありますか？

A　がんの組織型やがんの広がり方によっては、がんの根治性を損なう場合があり、やはり肛門が残せない場合もあります。近年、抗がん剤や放射線治療が進歩してきており、それらによりがんを小さくすることが可能な場合があります。そうした治療を組み合わせることで、がんをまず小さくして、肛門を残すことができる場合もありますが、がんの治療の安全性（根治性）という面に関してはまだ十分とは言い切れず、標準的な治療にはなっていません。

Q7 C型慢性肝炎（B型慢性肝炎）といわれていますが、何に気をつければよいでしょうか？

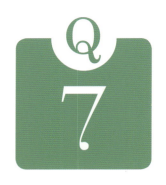

[内科]
肝臓内科医長
阿座上 隆広（あざかみ たかひろ）

Q C型慢性肝炎（B型慢性肝炎）を放置すると、どうなりますか？

A　慢性肝炎の状態で長時間経過すると、線維化（肝臓が傷むこと）が進行し、肝がんが発生しやすくなります。

C型慢性肝炎は主に血液を介しての感染で、一般的に30〜40年かかって肝硬変や肝がんに至ります（図1）。肝臓があまり傷んでいない時の発がん率は0〜1％程度ですが、肝硬変になると年率7〜8％で発がんするといわれています。

B型慢性肝炎は生まれた時の母子感染によるものが多く、成人になってからの感染から慢性化は低率とされる一方、現在の医学ではウイルスを排除することは不可能です。B型では一般的に発がん率はC型よりも低率ですが、線維化のステージにかかわらず発がんすることが知られています。また免疫抑制下に再活性化する、いわゆるde novo B型肝炎の問題も、近年広く知られています。

C型・B型とも、今時点での活動性の有無にかかわらず、定期的なフォローアップをお勧めしています。

Q 自覚症状が全くないけれど、検査した方がいいですか？

A　ウイルス性慢性肝炎を含む慢性肝疾患は、自覚症状がほとんどないのが特徴です。通常は肝硬変がかなり進んだ状態にならないと、腹水や黄疸、浮腫、肝性脳症などの症状は現れません。

厚生労働省の推計では、国内のC型肝炎ウイルスの感染者は約150万人で、そのうち100万人以上が受診していないといわれています。

肝炎ウイルス検査を受けたことがない方は、一生に1回は肝炎ウイルス検査を受けた方がよいでしょう。人間ドックや検診の項目に含まれている時もあります。まずは検査の報告書を見てみてください。

Q C型慢性肝炎（B型慢性肝炎）と分かっているけれど、忙しくて病院にかかるのがためらわれます。費用面も心配です。

A　C型慢性肝炎の治療法はここ数年で非常に進歩しています（図2）。現在では、数か月の内服治療が主体で、90数％の患者さんがウイルスを排除（治癒）できるようになりました。副作用も多くのケースでは軽微であり、費用面でも肝炎助成制度を利用して無理なく治療を行えるケースが多いです。

B型慢性肝炎は、2000年の核酸アナログ製剤上市以来、良好に制御できるようになりました（図3）。いずれのウイルス性肝炎も治療で発がん率

Q&Aでわかる 広島記念病院 治療最前線　消化器の病気（良性・悪性）

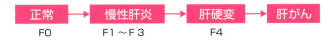

線維化ステージ	病気の進行の程度	肝がん発症率
F0	正常な肝臓	0%
F1	軽度の線維化	0.5％／年
F2	中等度の線維化	1.5％／年
F3	Pre-肝硬変	5％／年
F4	肝硬変	7～8％／年

図1　C型慢性肝炎の自然経過

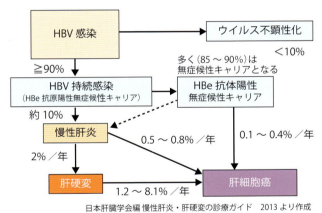

図3　B型慢性肝炎の自然経過

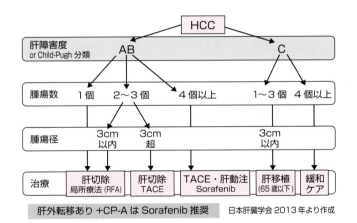

図2　C型慢性肝炎治療の進歩（C型慢性肝炎・ジェノタイプ1型 治療の変化）

図4　エビデンスに基づく肝がん治療アルゴリズム（大まかな治療手順）

が低減することが知られていますが、その後も継続して受診することが大切です。

Q ウイルス制御時代の肝がん治療について教えてください

A　C型肝炎ウイルス排除後では、肝硬変に至っていない患者さんの場合、少し前のデータですが、10年観察で発がん率は2％以下とされています。全国の肝がんの患者数は現在4万7000人程度ですが、将来は減少に転じるといわれています。

　そんな中で、C型・B型肝炎ウイルス以外の成因による肝がん（NBNC型肝がん）の割合が増加してきました。中でも非アルコール性脂肪性肝炎（NASH）からの発がんが増えています。

　当院の肝がんの治療数はここ数年、増加傾向です。例えば、肝動脈化学塞栓療法（TACE）については、現在年間40～50例です。治療方針決定の際には、肝癌診療ガイドラインなど学会推奨に準拠し、かつ個々の患者さんに十分に受け入れていただけるよう、分かりやすい説明を心がけています（図4）。

Q8 膵がんは予後が悪いといわれますが、どんな病気ですか？

[外科]
肝胆膵外科医長
橋本 泰司（はしもと やすし）

[内科]
膵・胆道科医長
江口 紀章（えぐち のりあき）

Q 膵がんは治りにくいのですか？

A　膵がん、胆道がんをはじめとする肝胆膵領域のがんは、予後不良なことが多く、消化器がんの中で最も治りにくいがんと言えます。しかし、新しい抗がん剤の開発や手術手技の向上により、切除を受けられた膵がん患者さんの予後は、ここ10年間で飛躍的に向上しています。また、これまでは切除できなかった方も、抗がん剤や放射線治療などを組み合わせた集学的な治療を行うことで病気のコントロールができるようになっています。

Q 膵がんはどんな病気？

A　膵がんは、現在、肝がんを抜いて死亡原因の第4位。診断される患者さんの数は、2017年には年間4万人を超え、今後も増加すると予想されます（がん登録・統計）。膵臓は、胃の裏側にある、長さ約10〜15cmの細長い臓器で、肝臓や胆管、十二指腸などの重要な臓器や血管に囲まれているため、膵がんになると周囲に容易に浸潤・転移をしやすい特徴があります。

早期膵がんは自覚症状がほとんどなく、また、膵がんは周りの組織に浸潤する傾向が強く、手術できれいに取り切ることが難しいこと、そして、もともと悪性度が非常に高いことなどが予後の悪い理由と考えられています。膵がんの全体の5年生存率は10％前後と報告されていますが、最近10年間で治療は大きく進歩してきており、膵がんを治癒・克服するための光も見えてきています。

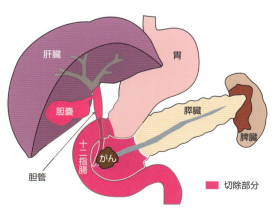

図1　膵頭十二指腸切除術の切除範囲

切除可能性分類	
切除可能 (Resectable: R)	肝臓に向かう門脈や、上腸間膜動脈や腹腔動脈という腹部の主要な動脈に浸潤がないもの
切除可能境界 (Borderline resectable: BR)	門脈に半周以上の浸潤がある場合や、上腸間膜動脈や腹腔動脈という腹部の主要な動脈に半周以下の浸潤を認めるもの
切除不能 (Unresectable) 　UR-LA（局所進行）	門脈への浸潤が高度な場合や、上腸間膜動脈や腹腔動脈という腹部の主要な動脈に半周以上の浸潤を認めるもの
UR-M（遠隔転移あり）	肝臓や肺などの遠隔臓器に転移を認める場合

図2　切除可能性分類

Q&Aでわかる 広島記念病院 治療最前線　消化器の病気（良性・悪性）

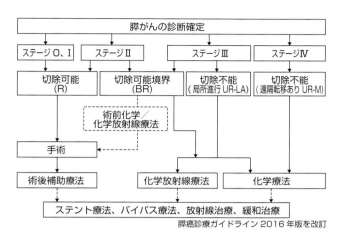

図3　膵がんの治療方針

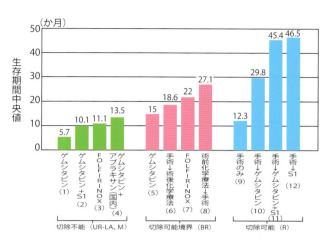

図4　切除可能性分類ごとの治療成績

Q 膵がんにかかりやすいのはどんな人？

A ハイリスクの要因としては、糖尿病、慢性膵炎、膵のう胞、肥満、喫煙、大量飲酒などがあります。特に、糖尿病は膵がんとの関連が強く、糖尿病発症の2年以内に膵がんと診断されることが多いため、糖尿病の人は膵臓の病気に注意が必要です。また、家族歴も重要で、膵がん患者さんの3～7％に家族歴があります。第一近親者（親、兄弟姉妹、子）に2人以上の膵がんの方がいる場合、膵がんの発生率は6～7倍高くなりますので、定期的な検査をお勧めします。

Q 進み具合（病期）と治療について教えて

A 膵がんの取り扱い規約が2016年に大きく変わり、腹腔動脈や上腸間膜動脈など、腹部の動脈への浸潤の有無による切除可能性分類（図2）が加わりました。切除可能性分類は、標準的な手術を行うことでがんがすべて取り切れるか（R0手術）どうかという視点から、「切除可能（Resectable: R）」、「切除可能境界（Borderline resectable: BR）」、「切除不能（Unresectable:UR）」の3つに分けられています。

「切除可能境界」膵がんに対する治療（図3）として、まず抗がん剤で腫瘍を小さくし、手術を行う集学的治療が積極的に行われています（図4）。また、「切除可能な膵がん」に対する術前治療を組み合わせた治療も臨床試験中で、今後、膵がんの治療が大きく変わる可能性があります。「切除不能な膵がん」も、抗がん剤を適正に使用することで、以前は余命3～4か月だったのが1年以上まで予後が改善しています。

Q 手術の合併症はどんなものがありますか？

A 膵がんに対する手術は、他の消化器がんの手術と比較して、切除する臓器が大きく、患者さんに与えるストレス（侵襲）がとても大きい手術の1つです。近年の手術手技や周術期の管理方法などの進歩により、膵がん手術の安全性は高まっていますが、膵臓手術をたくさん行っている施設でも、合併症の頻度は40％前後と高く、手術に関連した死亡率は全国平均2～3％と高率です。当院は独立した胆肝膵外科を持ち、経験豊富な専門の医師が最新の膵がんの医療情報を取り入れながら、診断・治療にあたっています（症例数は年間約30例）。

Q9 胃がん・大腸がんの抗がん剤治療はよく効いて、副作用も少なくなっていると聞いたのですが?

[外科]
診療部長
外科医長
坂下 吉弘（さかした よしひろ）

[外科]
内視鏡外科医長
小林 弘典（こばやし ひろのり）

Q 抗がん剤治療にはどんなものがありますか？

A 胃がん・大腸がんは、認可される抗がん剤が年々増えており、目的や患者さんの年齢、病気の進行度などによって選択していきます。2007年ごろから分子標的治療薬といわれる新たな抗がん剤も現れ、薬を組み合わせて使うことで、がんを小さくしたり、進行を遅らせたりすることがかなりの割合でできるようになりました。効かなくなっても、その次、その次と効果の期待できる薬が続けて使えるようになったことも、生存率の改善に寄与しています。

Q 副作用が気になりますが

A 抗がん剤治療の副作用で一番に思い浮かぶのが、吐き気や食欲低下です。当院では、制吐薬適正使用ガイドライン（日本癌治療学会）に沿って、吐き気を抑える薬を治療レジメン（がん治療で、投与する薬剤の種類や量などを示した計画書）に取り入れています。これにより、嘔吐を繰り返したり、長期間吐き気が続く患者さんは少なくなっています。

また、四肢のしびれや感覚異常の副作用は日常生活で不自由をきたすため、症状がきつくなる前に早く評価して、適切な減量や休薬を行います。

抗がん剤治療は、がんを小さくするのか、がんの進行を遅らせるのか、がんの再発を予防するのか、その目的により使う薬が異なってきます。がんを小さくするのが目的であれば、がんを小さくできる可能性の高い薬をしっかり使います。がんの進行を遅らせるのが目的であれば、副作用が少なく、長く効く薬が選択されます。抗がん剤の副作用自体は少なくなっているということはありませんが、さまざまな薬が使えるようになり、がんの状態や生活環境に応じて使う薬が選べるようになったことで、副作用のマネジメントができるようになっています。

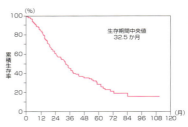

図1　当院の大腸がんステージⅣの生存率グラフ（2007年7月～2016年6月、233例）

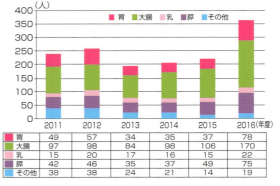

図2　プロトコール（がんのステージ別の標準治療法）適用患者数

Q&Aでわかる 広島記念病院 治療最前線　消化器の病気(良性・悪性)

Q10 外来で行う抗がん剤治療は、どんな流れでするのですか？

[外科]
診療部長
外科医長
坂下 吉弘（さかした よしひろ）

Q 抗がん剤治療を外来で受けられますか？

A がん化学療法（抗がん剤治療によるがん治療）は、新規薬剤の開発や副作用対策が進み、今は外来で安全に治療を受けていただくことが可能です。患者さんは、自宅で生活を送り、仕事も継続しながら、がん治療を受けることができます。

　当院では、2002年に外来化学療法加算2を取得し、2007年に現在の外来化学療法室（リクライニングチェア6台、電動ベッド3台）を開設しました（写真）。2008年には外来化学療法室加算1を取得し、現在は、消化器がん、乳がんに対して外来通院でがん化学療法を行っています（図）。

Q 治療を受ける手順は？

A 外来受診して、最初に採血とルート確保をします。採血でこれまでの治療やがん進行による血液毒性（白血球・好中球減少、貧血、血小板低下）や肝腎機能障害などがないかを確認します。採血結果や体調に問題がないと主治医が判断したら、治療のゴーサインが出て、治療薬の調剤が始まります。中心静脈ポートが留置されている患者さんは、ポート穿刺（せんし）を行ってから、外来化学療法室に行きます。外来化学療法室では2人のがん化学療法看護の認定看護師が対応し、治療の確認、本人の状態などの再確認を行い、点滴治療を開始します。

　治療には数時間かかります。その間、リラックスして治療を受けていただけるよう、リクライニングチェア、電動ベッドにテレビを設置し、飲食も可能な環境となっています。治療が終了すると、体調の変化や問題がないことを確認してから帰宅していただきます。帰宅後（数日後でも）、体調に変化があった場合は、早めに病院に相談の電話をいただければ、担当の医師や看護師が対応します。

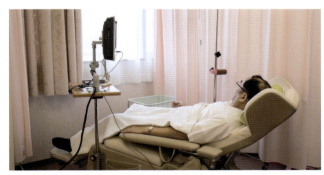

写真　外来化学療法室

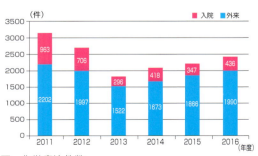

図　化学療法件数

Q11 がん緩和治療では、どんなことをするのですか？

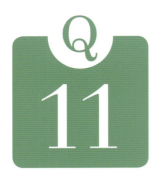

[外科]
診療部長
外科医長
坂下 吉弘
（さかした よしひろ）

Q 緩和ケアって、どういうものですか？

A 緩和ケアは、がんと診断された時から行わなければならず、その役割は、時期にかかわらずがんに伴う体や心の痛み（全人的苦痛、図1）、つらさを和らげることです。痛みをとるだけではなく、患者さんとそのご家族に可能な限り良好なQOL（生活の質）を実現させ、患者さんがその人らしく生きることを支援するのが緩和治療の目的です。当院には緩和ケア病棟はありませんが、一般急性期病棟や地域包括ケア病棟で、緩和ケア委員会を中心としたチーム医療でがん患者さんを支えるよう努力しています。当院の緩和ケアの強みは、診断から治療、その後のフォローまで、一貫して主治医がかかわりを持つことができることです（写真）。

患者さんやご家族が緩和ケア病棟やホスピスでの緩和ケアを希望された場合は、いくつかある病院の緩和医療医と連携を取ります。在宅ケアを希望される場合は、在宅訪問診療を行う医師、訪問看護ステーションなどと連携を取り、最期まで充実した人生を送っていただけるよう支援します。

Q 痛みの治療について教えて

A がん性疼痛には、体性痛（骨転移など）、内臓痛（痛みの部位がはっきりしない）、神経因性疼痛、神経障害性疼痛（末梢神経や中枢神経の損傷や障害）があります。痛みのコントロールで重要な点は①痛みの原因を正確に診断する②積極的に疼痛コントロールをする③適切な鎮痛剤を適切な量、適切な経路で定期的に投与する④副作用予防薬と鎮痛補助薬の適切な使用⑤疼痛コント

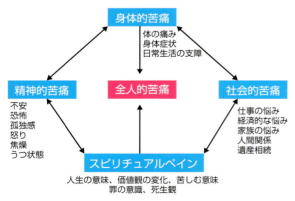

図1　全人的なケア：がん患者の持つ苦痛はさまざまである

・腹水が溜まったら、"もう末期でがん治療は継続困難！"
・腹水は抜いたら体は弱るし、すぐ溜まる
・一度に抜くのは危険！

 我慢するしかない！（これまでの医療界の常識）

図2　がん性腹水の治療の現状

Q&Aでわかる 広島記念病院 治療最前線　**消化器の病気（良性・悪性）**

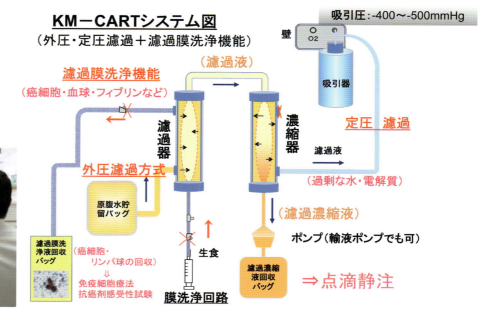

写真　問診の様子。患者に対し、診断から診療、その後のフォローまで主治医が一貫して診ることができる

図3　改良型腹水濃縮濾過再静注法（KM-CART）システム図
（要町病院　腹水治療センター　松崎圭祐先生より資料提供）

ロールの状態について繰り返し評価⑥共感、理解などの精神的なケアを忘れない、などです。

　痛みの部位や程度、また頻度などを詳しく評価し、非ステロイド性抗炎症薬（NSAIDs）、アセトアミノフェン、オピオイド鎮痛薬（いわゆる医療用麻薬）を選択し、併用したり、痛みの種類や患者さんの状態により使い分けをしています。

　痛み以外の食欲不振、嘔気・嘔吐、便秘、腹水、呼吸苦、高カルシウム血症、全身倦怠感などの症状のコントロールにもきめ細かく対応しています。

Q　広島記念病院では、難治性腹水の治療に力を入れていると聞きましたが？

A　腹水の一般的な治療法には、水分制限、利尿剤、ステロイド、抗がん剤治療などがありますが、これらの治療でコントロールができない腹水を難治性腹水といいます。原因疾患としては、悪性腫瘍、肝硬変、腎不全、心不全などがあります。

　難治性腹水の治療として、これまでは腹水を抜くだけの治療が行われてきましたが（図2）、腹水中のタンパク質やアルブミンなどの喪失により、栄養低下が進行し、さらに腹水が溜まりやすくなってしまいます。この悪循環に陥りにくくするために、腹水濾過濃縮再静注法（CART）があります。腹水を抜いてがん細胞や細菌などを取り除き、たんぱく成分を回収して、濃縮後に血管内へ戻す治療法です。

　当院では、難治性腹水でお困りの患者さんを1人でも減らすことができるように、2017年4月より腹水治療センターを開設しました。開設の前には、改良型腹水濃縮濾過再静注法（KM-CART、図3）を開発された松崎圭祐先生（東京都　要町病院腹水治療センター）の講演を院内で行ったり、当院スタッフが直接、要町病院に見学、勉強に行きました。

　腹水がなくなることにより、食欲が回復したり、痛みの緩和が得られたり、呼吸が楽になったり、低下したQOLが劇的に回復される患者さんもいます。腹水治療は、緩和治療の1つとしても非常に有効ですが、QOLが回復することにより、がん化学療法が再開できる可能性もあり、予後の延長も期待できる治療だと考えています。

Q12 炎症性腸疾患が疑われると言われました。どんな病気ですか？

[内科]
副院長
隅井 雅晴(すみい まさはる)

Q 炎症性腸疾患とはどんな病気を指しますか？

A 広義には小腸、大腸を中心に炎症が生じる全ての病気を指しますが、一般的には、潰瘍性大腸炎とクローン病のことを指しています。

Q 潰瘍性大腸炎って、どんな病気？

A 直腸から口側大腸に連続して炎症が広がる特徴を有する慢性の大腸炎です（写真1）。炎症は粘膜を中心に生じており、深い潰瘍を形成することは稀です。下痢、血便、腹痛といった自覚症状が多く認められます。10歳代から20歳代での発病が多い病気ですが、最近では高齢者での発病も増えています。

発病の原因はよく分かっていませんが、国内の潰瘍性大腸炎患者数は年々増えてきており、20万人近くになっていると推測されています。

潰瘍性大腸炎は大腸に限局した病気ですが、まれに十二指腸にも炎症病変が出現することがあります。ほかにも、皮膚疾患、関節症状などの腸管外合併症を認めることがあります。

Q 治療法はどんなものがありますか？

A 薬物療法が基本になります。治療は病状がひどいとき（活動期）と病状が落ち着いたとき（寛解期）を分けて考える必要があります。活動期治療の中心はステロイドです。ステロイドの治療効果が不十分なとき、ステロイドの使用が困難なとき、あるいは病状がより重症なときには、血球成分除去療法や新薬である生物学的製剤、タクロリムス製剤を用いた治療を行うこともあります。寛解期にはメサラジン製剤を内服して維持療法を行います。再燃を繰り返す難治例では免疫調節剤を併用することがあります。劇症型や内科的治療抵抗例では外科的手術が必要になります。

治療が不十分で慢性炎症が持続した場合、発病後10年の経過で大腸がんの発症頻度が増加してくると言われています。発病後、長期経過した患者さんには、症状に関係なく年1回の内視鏡検査を受けられることが推奨されています。

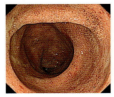 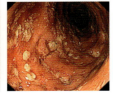

写真1 潰瘍性大腸炎の内視鏡所見

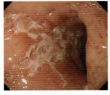 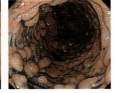

写真2 クローン病の内視鏡所見。左が縦走潰瘍、右が敷石像

Q&Aでわかる 広島記念病院 治療最前線　**消化器の病気（良性・悪性）**

```
炎症性腸疾患で必要な検査
・血液検査
・便検査
・消化管内視鏡検査
・腹部エコー検査
・消化管X線造影検査
・CT検査・MRI検査
```

```
潰瘍性大腸炎の治療
①薬物療法
　メサラジン製剤、ステロイド、
　免疫調節剤、生物学的製剤
②血球成分除去療法
③外科的治療
```

```
クローン病の治療
①薬物療法
　メサラジン製剤、ステロイド、
　免疫調節剤、生物学的製剤
②栄養療法
③血球成分除去療法
④外科的治療
```

図　各疾患で必要な検査や治療法

Q 日常生活の注意で必要なものはありますか？

活動期には腸管の刺激を避けるため、低脂肪低残渣食を取るように心がけます。飲酒はいけません。また、病状に応じた身体の安静も必要になってきます。一方、寛解期には特に制限するものはありませんが、過度のストレスや暴飲暴食、風邪は再燃の引き金になることがあるため注意が必要です。

Q クローン病とは、どんな病気？

口から肛門までを消化管といいます。この消化管のどこにでも炎症や潰瘍が生じる原因不明の病気です（写真2）。主に、小腸と大腸に潰瘍が生じることが多く認められます。深い潰瘍を生じることが多く、突然の穿孔によって発病することもあります。また、何度も炎症を繰り返すことで狭窄を生じてしまい、腸閉塞の状態で見つかることも少なくありません。難治性の口内炎や痔瘻をきっかけに診断されることもあります。10歳代から20歳代での発病が多く認められ、男性にやや多い傾向があります。年々患者数は増加しており、現在、国内には約4万人の患者さんがいると推測されています。

Q どんな治療がありますか？

栄養療法、薬物療法、外科手術があります。発病の原因は分かっていませんが、発病には食事が関与していることが推測されています。また、発病後も食事の影響を受けやすい病気であり、高脂肪食は病気を悪化させることが分かっています。動物性や植物性に関わらず脂肪の取り過ぎは注意が必要で、脂肪摂取を制限し一定量の成分栄養剤を摂取することが寛解導入や寛解維持に有効であることが分かっています。

薬物療法としては、メサラジン製剤、ステロイド、免疫調節剤のほか、最近では新薬である生物学的製剤を用いた治療が行われるようになってきていますが、絶対的なものは確立されていません。副作用を含めて一長一短はありますが、病状を悪化させないよう適切な治療薬を選択することが大切です。治療が不十分で再燃を繰り返していくと狭窄、穿孔、出血などの腸管合併症が生じやすくなります。穿孔例はもちろんのこと、高度狭窄例でも外科的手術が必要になります。ただし、手術をして完治するわけでなく、手術後の内科治療が不十分であれば再発していくため、何度も手術を受けておられる患者さんも少なくありません。従って、できるだけ手術を受けないようきちんとした治療を行っていくことが大切になってきます。

Q 日常生活の注意で必要なものはありますか？

活動期だけでなく寛解期の生活制限も重要です。普段から低脂肪低残渣食に努めてください。また、喫煙は病気を悪化させることが分かっているため早めに禁煙されることが大切です。

Q13 胆のうに石があると言われていますが、どうすればよいでしょうか？

[内科]
膵・胆道科医長
江口 紀章（えぐち のりあき）

[内科]
総合診療科医長
山本 隆一（やまもと りゅういち）

Q 胆石って何？ 胆石症はどんな人がなりやすいのですか？ 診断と治療方法は？

A 胆汁が固まって、胆のうや胆管で結石となるのが胆石です。胆石を持っている人は年々増えており、最近は10人に1人といわれます。肥満や過食、不規則な食生活、ストレスなどの生活習慣が影響しているといわれ、中年以降に多く、40歳代の肥満の女性に多いともいわれています（図1）。胆石症は生活習慣病の一種とみなされ、胆石だけを見るのではなく、生活習慣を見直すことが大切です。

胆石と言っても、無症状の人から胆のう炎、胆管炎までさまざまです（図2）。症状が何もない人は、治療する必要はありません。発作を起こした人は、病態が進む可能性もあるため、原則的には胆のうをまるごと摘出する手術を勧めます。胆のう炎を発症した場合は、命にかかわることもあり、一番良いのは3日以内に緊急手術で胆のうを摘出することですが、状態が悪い場合には内科的治療を優先させる事もあります（図3）。当院は、内科と外科の連携が良く、外科の対応が非常に早いのが特長。朝、救急を受診して夕方には手術と、すぐに対応して処置できます。

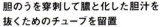
胆のうを穿刺して膿と化した胆汁を抜くためのチューブを留置
ドレナージチューブ

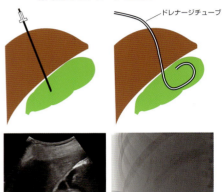

図3 内科的治療（胆のうドレナージ）

Q 胆石は胆のうがんと関係がありますか？

A 胆のうがん患者は、胆石を40〜75％合併するといわれます。一方、胆石患者さんから見ると、がんの合併率は生涯で2〜3％といわれ、胆石がない人と同程度という報告もあります。生涯で胆のうがんにかかる率は、男性が1.6％、女性が1.9％です。胃がんより少ないですが、5年生存率は20％と良くはありません。

無症状なら、基本は経過観察ですが、がんのことも考えると、年に1回はエコーチェックをお勧めします。消化器内科＝胃腸の病気と考える人が多いのですが、「肝胆膵」の病気も珍しくありません。見逃されやすいので、気を付けましょう。

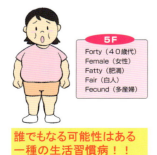

5F
Forty（40歳代）
Female（女性）
Fatty（肥満）
Fair（白人）
Fecund（多産婦）

誰でもなる可能性はある一種の生活習慣病！！

図1 胆石になりやすい人

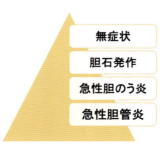

無症状
胆石発作
急性胆のう炎
急性胆管炎

図2 胆石の起こす病態

Q&Aでわかる 広島記念病院 治療最前線　消化器の病気(良性・悪性)

Q14 腹腔鏡下胆のう摘出術はどんな手術で、入院期間はどれくらいですか？

[外科]
肝胆膵外科医長
橋本 泰司(はしもと やすし)

[外科]
リハビリテーション科医長
横山 雄二郎(よこやま ゆうじろう)

Q 胆石の腹腔鏡手術はどのように行いますか？

A 胆石の手術は、胆のうをすべて取り出します。その方法として、腹腔鏡手術と開腹手術があります。

腹腔鏡手術は、小さな傷で術後の回復が早いことから、現在、腹腔鏡下胆のう摘出術が第一選択となっています。腹腔鏡手術の中でも歴史が長く、手技的にほぼ確立された手術です。一方、炎症が強く、組織の剥離が難しい癒着があったり、胆のうがんを疑うポリープなどは、開腹手術が選択されます。

当院では、年間200人以上の患者さんが胆石の手術を受けていますが、97〜98％が腹腔鏡手術です。

腹腔鏡下胆のう摘出術には、ポート（手術操作を行う、カメラを挿入する孔）の挿入部位、方法などでいくつかの種類があります（図2）。通常は、4つのポートで手術を行います。炎症や癒着を認

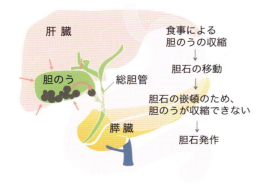

図1　胆石症について

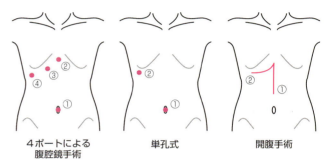

図2　腹腔鏡下胆のう摘出術と開腹手術における術創のちがい

めない場合は、ポートの数を減らしたり、おへその1か所から操作する単孔式で行う方法も選択的に行っています。ポートが少なければ、美容上の利点がありますが、高度な技術が必要となります。当院では症例の選択を的確に行っており、単孔式から開腹手術へ移行した例はありません。腹腔鏡から開腹手術へ移行するケースは、出血や炎症が強い場合で、3〜4％と報告されています。

Q 手術にかかる時間や入院日数は？

A 手術時間は、癒着がなければ1時間前後です。入院期間は、当院では前日に入院し、手術後2〜3日で帰宅していただくことが多いです。急性胆のう炎の場合は、なるべく早く(72時間以内)に手術し、入院期間は1〜2日長くなります。

胆のうを摘出しても、消化吸収機能が低下することはないと考えられ、下痢症状や違和感を感じることがあっても、日常生活には困りません。

Q15 傷の目立たない手術はあるのですか？

[外科]
病院長
宮本 勝也(みやもと かつなり)

[外科]
診療部長
外科医長
坂下 吉弘(さかした よしひろ)

Q 傷の目立たない手術には、どんなものがありますか？

A これまでのお腹を大きく切開する開腹手術と違って、お腹に手術の器具が入る小さな穴を数か所開ける腹腔鏡手術は、患者さんの体に負担をかけない低侵襲手術として定着しています。通常は、お腹に開けた数個の穴にポート（樹脂製の筒）を挿入し、ポートを介してカメラや、ハサミを操作したり、その穴から切除した患部（胆のうなど）を取り出したりします。

この穴は、腹腔鏡手術が始まった当初は、胆のう摘出術の場合、12～15mmが2か所、5mmが2か所の計4つでしたが、患者さんのメリットを優先し、身体の負担をさらに小さくするために、手術の際の切開創を小さくする工夫やポート数を減らす工夫が重ねられました。傷の目立たない手術で、減ポート腹腔鏡（Reduced Port Surgery、図）といい、その究極の形がおへその創1つだけで行う単孔式腹腔鏡手術です。

当院では、ポートを入れる穴の数を4本から2本に減らした手術や、単孔式腹腔鏡手術を実施しています。

Q おへその創1つだけで手術できますか？

A 単孔式腹腔鏡手術は、おへそに約2.5cmの穴を開け、特殊な機械で広げてポートを1本挿入し、そのポートを介して内視鏡（カメラ）と鉗子2本を入れ、それを操作してお腹の中を手術します（写真1）。原則的に1つの穴のみで手術が行え、手術後もおへその創はほとんど目立たず（写真2）、美容的に優れているのが利点です。実際にはおへそを切ってお腹の中の操作をするのですが、開腹という意味ではお腹を切らな

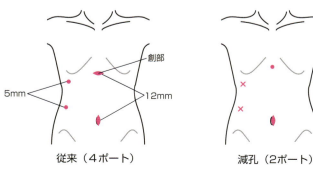
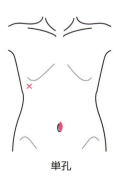

図　減ポート腹腔鏡（Reduced Port Surgery）

Q&Aでわかる 広島記念病院 治療最前線　**消化器の病気（良性・悪性）**

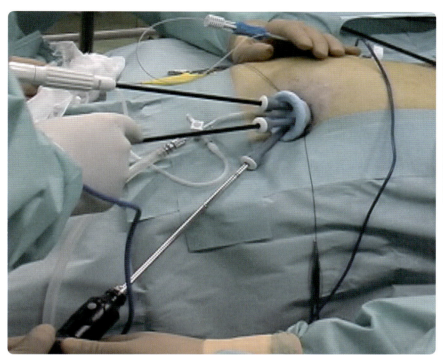

写真1　単孔式腹腔鏡手術の様子

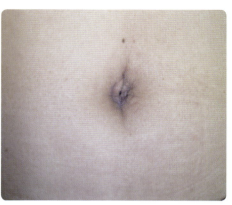

写真2　手術後の創部。傷跡はおへそだけとなる

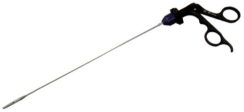

写真3　細径鉗子 Endo Relief

い、最新の手術と言えます。

　単孔式腹腔鏡手術は2008年ごろから急速に広まった新しい術式で、当院の宮本勝也病院長は広島県内で初めてこれを手がけ、現在は年間70～80例を実施しています。宮本病院長のやり方はパラレル法といい、鉗子の位置をずらして操作し、カメラワークも独自に工夫するなど、高度な技術を駆使しています。また、おへそからの感染が従来法と比較して少し多くなるため、創の保護具を使用するなどの工夫もしています。手術時間は、4ポートの腹腔鏡手術よりも15～20分程度長くかかり、胆石で1時間～1時間半程度要します。

Q どんな病気に対して行われますか？

A　単孔式腹腔鏡手術は、内視鏡や鉗子を1か所の穴に集約した結果、手術操作にどうしても制限を受けます。そのため、対象疾患は胆のう摘出、虫垂炎、胃の良性腫瘍など、主に良性の病気に限ります。取り残しや再発のリスクを考えて、悪性腫瘍に対しては、当院では行っていません。また、急性胆のう炎など炎症が強いケースも、従来の腹腔鏡手術になります。

　なお、胆のう摘出は、通常はほぼ腹腔鏡手術になりますが、癒着が高度だったり、炎症が強かったり、壊疽性胆のう炎などには開腹手術が選択されます。

Q 減ポート腹腔鏡下手術にはどんなものありますか？

A　炎症が少ない人に対する胆のう摘出術の際に、「細径鉗子　Endo Relief（写真3）」を採用し、従来の4ポートから、2ポートに減らして手術を行っています。この手術は、おへそに12mmポート、上腹部に5mmポートを挿入し、残りの2か所で「細径鉗子　Endo Relief」を使用します。この術式は、単孔式腹腔鏡手術よりも操作性に優れ、安全・安心で、従来の4ポートの手術と全く同じように手術操作を行うことができます。しかも、傷も少なく済むため痛みも少なく、美容的にも優れた方法と考えられます。

住み慣れた場所で安心して暮らすために

受診から療養支援まで

どんな病気や障害があっても、住み慣れた地域で自分らしい暮らしを続けることができるように、今、地域包括的な支援・サービス体制（地域包括ケアシステム）の構築が推進されています。

スピーディーな受診対応

広島記念病院は、地域医療の中核病院として、なにより、患者さんに最良の治療を受けていただけるように、他の医療機関からの検査や診察予約、入院の調整を迅速・適切に行うことを最優先にしています。

きめ細やかな入院対応

緊急入院の場合も含め、入院支援（サポート）部門や入院病棟へも、迅速・安全・丁寧な対応ができるように情報を繋いでいます。

次のステップに移行するための適切な支援体制（退院支援）

入院から在宅への移行など、疾患や治療がある段階から別の段階へと移行する際の支援体制を充実させています。

例えば、入院治療から在宅での通院治療に変わるといった治療や、療養の場が移行する際の支援、療養環境の変化に伴う肉体的・精神的負担への支援体制を整えています。

在宅療養に向けて

「在宅療養後方支援病院」として、緊急時に在宅医が、入院が必要と判断したときには、24時間入院の受け入れを行います。また、「地域包括ケア病棟」では、患者さんが困らないように、住み慣れた場所で暮らすことができるように支援を行います。

チーム医療の推進

入院中は、医師、看護師、リハビリテーションスタッフ、管理栄養士、薬剤師、介護福祉士、医療ソーシャルワーカーなど多くの関係職種と連携を図り、最良の医療を提供しています。

特に、皮膚・排泄ケア認定看護師を中心とした「褥瘡（じょくそう）チーム」、摂食・嚥下障害看護認定看護師・管理栄養士を中心とした「NSTチーム」、疼痛、症状緩和を行う「緩和ケアチーム」など、多職種でのカンファレンスを行いながら、チーム医療の推進を図っています。

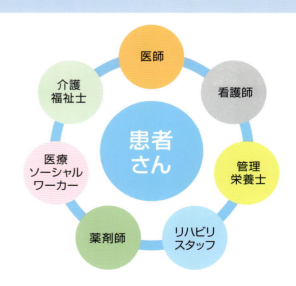